NOUVELLES RECHERCHES

SUR

LA CAUSE, LA NATURE,

LES MOYENS PRÉSERVATIFS ET LE TRAITEMENT

DU CHOLÉRA;

PAR LE DOCTEUR A. F. BULARD, DE MÉRU,

MÉDECIN NATURALISTE, ENVOYÉ EN MISSION DANS LE GOUVERNEMENT DE
FINLANDE POUR Y OBSERVER LE CHOLÉRA; PROFESSEUR DE MATIÈRE
MÉDICALE ET DE PHARMACOLOGIE; EX-PHARMACIEN DE L'HÔPITAL
BEAUJON; EX-INTERNE DES HÔPITAUX ET HOSPICES CIVILS
DE PARIS; AUTEUR DE LA LITHOLITIE, ETC., ETC.

PARIS,

CHEZ MIGNERET, IMPR.-LIBRAIRE, RUE DU DRAGON,
Nº 20;

ET CHEZ BÉCHET jᵉ, PLACE DE L'ÉCOLE-DE-MÉDECINE, Nº 4.

1833.

NOUVELLES RECHERCHES

SUR LA CAUSE, LA NATURE, LES MOYENS PRÉSERVATIFS ET LE TRAITEMENT

DU CHOLÉRA.

NOUVELLES RECHERCHES

LA CAUSE, LA NATURE,

LES MOYENS PRÉSERVATIFS ET LE TRAITEMENT

DU CHOLÉRA;

PAR LE DOCTEUR A. F. BULARD, DE MÉRU,

MÉDECIN NATURALISTE, ENVOYÉ EN MISSION DANS LE GOUVERNEMENT DE FINLANDE POUR Y OBSERVER LE CHOLÉRA ; PROFESSEUR DE MATIÈRE MÉDICALE ET DE PHARMACOLOGIE ; EX-PHARMACIEN DE L'HÔPITAL BEAUJON ; EX-INTERNE DES HÔPITAUX ET HOSPICES CIVILS DE PARIS ; AUTEUR DE LA LITHOLITIE, ETC., ETC.

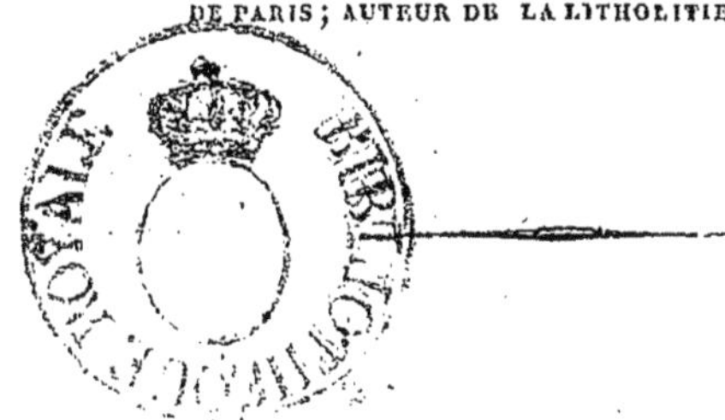

PARIS,

CHEZ **MIGNERET**, IMPR.-LIBRAIRE, RUE DU DRAGON, N° 20 ;

ET CHEZ **BÉCHET** j°, PLACE DE L'ÉCOLE-DE-MÉDECINE, N° 4.

1833.

A MONSIEUR LE GÉNÉRAL BARON ATHALIN,

Aide-de-Camp du Roi, Commandeur de l'Ordre royal de la Légion-d'honneur,

Mon bienfaiteur.

A MONSIEUR LE GÉNÉRAL COMTE

CAMILLE DE SAINT-ALDÉGONDE,

Commandeur de l'Ordre royal de la Légion-d'honneur, membre de plusieurs Ordres étrangers, etc. , etc. , etc.

Sans vous tous mes efforts seraient restés stériles ; mais, encouragé par votre exemple et votre appui, j'ai pu leur donner carrière. Les résultats que j'en ai recueillis sont donc votre ouvrage, Monsieur le Comte, et je viens vous prier d'en agréer l'hommage comme d'un travail qui vous est dû.

A MONSIEUR LE BARON DE BOURGOING,

Ministre plénipotentiaire de France à Saint-Pétersbourg.

Vous avez daigné me juger digne de votre affection et de votre appui ; c'est à ce double titre, Monsieur le Baron, que j'ose vous prier d'agréer l'hommage de cette Notice, comme une faible preuve de respect et de gratitude.

TABLE DES MATIÈRES.

DU CHOLÉRA.

HISTORIQUE. — TRAITEMENT PROPHYLACTIQUE ET CURATIF.

Introduction.

Les médecins qui, les premiers, se sont trouvés aux prises avec une maladie qu'ils n'avaient jamais vue, encore sans expérience pratique devant des symptômes qui ne pouvaient être combattus que par l'observation, n'ont dû juger du choléra en Europe que par celui de l'Inde, l'ont traité par les mêmes moyens et furent en tout les analogues de ceux de Calcutta et de Bombay. Comme eux, ils présentèrent la même opposition de principes sur la double nature épidémique ou contagieuse du mal, récoururent aux mêmes méthodes curatives et aux mêmes ressources préservatives.

De ces deux systèmes contradictoires sur les propriétés du choléra, est nécessairement sortie la plus grande partie des fâcheuses conséquences auxquelles, jusqu'à présent, on n'a opposé que de vains efforts ; car, en pareille matière, l'opinion médicale fait loi, la conduite des gouvernemens ne peut se baser que sur elle et lui être relative ; c'est ce qui est arrivé. Les rapports des médecins ont été vagues, ambigus, et les actes officiels ont reçu le même cachet d'incertitude et de doute sur l'innocuité ou le danger de contact, alternativement, selon que dans

1

certaines localités, l'un ou l'autre système prévalait, selon que les médications anti-contagieuses ou anti-atmosphériques paraissaient être suivies de succès ou de revers, des observations étaient rédigées dans ce sens et adressées aux commissions sanitaires, qui, toujours avec le sentiment du mieux, agissaient tantôt sous une impulsion, tantôt sous une autre, et toujours d'une manière contradictoire, sans unité, et par conséquent sans succès possible.

C'est en partant de ces élémens favorables à sa propagation, que, de l'Inde, son berceau, le choléra s'est avancé avec une affreuse rapidité jusqu'à l'extrémité de l'Europe, sillonnant dans tous les sens les contrées intermédiaires, et menaçant d'étendre plus loin ses ravages, sans rencontrer nulle part d'obstacles, pas plus dans l'exécution des lois sanitaires et dans les moyens curatifs qui lui sont opposés que dans les conditions physiques des différens lieux qu'il parcourt, ou des individus qu'il frappe.

Dans cette complète impuissance médicale et jusqu'à ce que l'expérience ait fait justice de toutes les utopies que le simple bon sens frappe déjà de réprobation, le médecin, rejetant tout système d'exclusion, doit marcher avec mesure, recueillir les faits avec soin, ne les raconter qu'avec une sage réserve, et n'en tirer que des conclusions strictement déduites de l'observation; autrement, les faits ne sont que des matériaux inutiles, dangereux même, et leurs conséquences, des raisonnemens basés sur des conjectures ou des erreurs.

Placé dans des conditions d'indépendance absolue, j'ai pu librement observer les ravages du choléra, et une circonstance particulière est venue rendre mes investigations plus faciles. M. le comte de Sainte-Aldegonde ayant demandé, à l'époque de l'épidémie de Saint-Pétersbourg, l'inspection de tous les hôpitaux de la capitale, je l'accompagnai. Dans cette position spéciale, j'ai été à même de recueillir l'opinion de chaque médecin sur la maladie, les traitemens suivis dans chaque établissement, et de juger comparativement de leur influence sur la mortalité ou la guérison.

Marche du choléra.

En Europe les premiers symptômes du choléra se sont déclarés dans les provinces de Schirvan, aux pêcheries de Saliany et dans les environs. De ce premier endroit, la maladie a pris ensuite plusieurs directions :

1°. Par terre, vers les provinces situées au-delà du Caucase.

2°. Par la mer Caspienne, remontant le Terck, vers les provinces situées en deçà du Caucase.

3°. Toujours par la mer Caspienne, suivant son littoral, vers Astrakan, à l'embouchure du Volga, d'où par les nombreuses ramifications de ce fleuve, elle s'est rendue dans tous les gouvernemens qu'elles arrosent (1).

Elle s'est ainsi éloignée des premiers lieux de son irrup-

---

(1) A la même époque, le choléra fit irruption à Orenbourg, sur la ligne frontière du pays des Kirghises. De cet endroit aux pêcheries de Saliany, la distance est au moins de 2,000 verstes ! Si le choléra était contagieux, quels auraient été, dans ce cas singulier, les moyens de transmission assez rapides pour communiquer le contact à Orenbourg, isolément, sans qu'aucune des contrées intermédiaires ait été envahie ?

tion, par une marche irrégulière mais toujours progressive de la circonférence au centre; ses premieres directions se sont subdivisées à l'infini, rencontrées, confondues, et épanouies à peu près dans tous les sens. C'est ainsi que dans l'espace d'un an, ce terrible fléau a étendu ses ravages de la mer Caspienne aux frontières de la Moldavie, de l'Autriche, de la Prusse, et de la mer Noire aux limites opposées de la Russie, sur les bords de la Baltique et de la mer Blanche, sur presque tous les points de la surface de l'empire Russe.

Inutilité des mesures sanitaires.

Dans toutes les provinces méridionales du Caucase, sur les bords de la mer d'Azoff, de la mer Noire et de la mer Caspienne; dans toutes les localités des gouvernemens d'Astrakan, des Cosaques du Don, de Saratoff et d'Orenbourg, aucun système d'assainissement ou de désinfection n'a réellement été observé, ni aucun préservatif employé; la maladie est restée libre d'obstacles, et cependant, dans ces différens lieux le nombre des malades, relativement à la durée du choléra et à la population, n'a pas été sensiblement accru, et celui des morts par rapport aux malades, a été dans les mêmes proportions que dans les provinces où les lois sanitaires ont été mises en vigueur; la maladie n'est pas restée stationnaire; elle a eu là, comme dans les autres localités, ses périodes limitées qui se sont succédées et spontanément éteintes, avec leurs phases de début, d'accroissement et de décroissement, comme à Kasan, à Karkhoff, à Moscou, à Saint-Pétersbourg, à

Helsingfors (1) , à Archangel, où les lois sanitaires ont été vainement exécutées, les remèdes de tout genre prodigués sans guérison, et où chaque individu s'était pour ainsi dire enveloppé dans une atmosphère neutralisatrice des miasmes et des effets de contact. Dans ces principales villes, comme partout, le choléra a rempli sa course toute entière ; il n'a commencé à perdre de son intensité, que par la soustraction naturelle de son principe et la disparition des individus aptes à en recevoir les atteintes. Ce sont là des faits d'observation générale, difficiles à raisonner, c'est vrai, mais que personne ne peut nier.

---

(1) Le comte Zakrewsky, ministre de l'intérieur en Russie, ayant été nommé par l'empereur, directeur en chef de toutes les commissions sanitaires de l'empire , s'était aussitôt transporté dans les localités envahies dans la partie centrale du pays, pour y faire observer les mesures sanitaires les plus énergiques et les plus sévères. Mais à peine arrivé, il comprit qu'un système de quarantaine complet était inapplicable sur une aussi vaste superficie, et se relâcha de sa sévérité première. Mais plus tard , lorsque l'épidémie se déclara dans le pays de Vibourg , il voulut tenter une dernière épreuve pour garantir la Finlande, limitrophe de ce pays. Il eut donc de nouveau recours à l'application des lois sanitaires. Là , toutes les conditions géographiques existent pour que les plus minutieuses pratiques désinfectantes soient toujours complètement remplies, et qu'un cordon puisse être établi sans interruption : la Finlande est limitée au nord par la mer Blanche et la Laponie ; à l'est, par des lacs immenses ; au midi , par la frontière de Vibourg et le golfe de Finlande, et à l'ouest, par le golfe de Bothnie. Or , un double cordon circonscrivit tout le pays, une double quarantaine et une double désinfection furent observées entre Vibourg et le duché de Finlande, et malgré cela le choléra s'est en même temps déclaré à Friedrichsham , à Tawastchus , à Helsingfors, dans des endroits séparés les uns des autres par des montagnes granitiques inaccessibles, ou des marais impraticables que l'atmosphère seule a pu franchir.

Quant à la marche constamment indépendante du choléra, et par conséquent l'inefficacité et l'inutilité des mesures répulsives et d'assainissement, aucun argument ne peut mieux en fournir une dernière preuve que les chiffres consignés au tableau statistique que j'ai envoyé à l'Académie des sciences, et qui a pour titre : *Tableau synoptique du choléra-morbus en Russie jusqu'au 1ᵉʳ juin 1831.*

Réfutation des diverses opinions émises sur la nature du choléra.

Quoique, jusqu'à présent, la nature du choléra-morbus soit restée inconnue, on peut néanmoins soutenir *qu'elle n'est contagieuse sous aucun rapport ni dans aucun cas*, et que son origine est *toute atmosphérique*, mais qu'elle ne doit être attribuée ni *à des exhalaisons sorties de terrains marécageux* ni *à des émanations putrides d'un caractère animal.*

I.

Comme maladie contagieuse médiatement ou immédiatement, le choléra n'a jamais existé, et si on y a cru avant de pouvoir l'observer, il est juste d'avouer qu'aujourd'hui cette opinion n'est plus que l'erreur de personnes étrangères à la médecine, à imagination frappée et dont le jugement ne peut pas s'ouvrir à l'évidence ; ou, que s'il reste encore dans le monde médical, quelque doute sur ce point, à coup sûr ce n'est pas dans l'esprit de ceux qui se sont trouvés face à face avec cette maladie, et l'ont suivie avec toutes les conditions de l'homme impartial qui, faisant table rase de ses idées acquises par anticipation sur cette question , l'envisage franchement , sans prévention , et cherche à l'approfondir sans avoir besoin de respecter une opinion préalablement avouée. D'ailleurs , pour posséder pleine conviction dans ce sens, les matériaux ne manquent pas; il ne faut que de la bonne foi pour en convenir.

D'abord, pas un seul fait propre à établir sans objection la contagion par les personnes et même par les choses, n'a pu être constaté; et cependant, si elle était réelle, rien n'eût été plus facile. Au contraire, mille peuvent être invoquées pour la détruire , soit dans son irruption première dans chaque nouvelle localité; soit dans son extension dans le même lieu à un grand nombre d'individus par des motifs déduits de leurs rapports réciproques.

En général, si on remonte à son origine dans chaque province, dans chaque ville, on remarque que c'est toujours sous l'influence d'une atmosphère particulière que ses premiers symptômes se sont déclarés. Mais comme les conditions physiques de l'air, par leur vicissitude et leurs phénomènes anormaux, ne sont pas aux yeux des masses, et même de beaucoup de médecins, une cause génératrice suffisante, il a fallu , à toute force , en rechercher le principe ailleurs et on l'a trouvé péniblement , dans la translation des individus d'un lieu infecté à un lieu sain, sans vouloir remarquer que partout le choléra s'est développé en même temps dans les différentes parties d'une province et dans les quartiers les plus opposés d'une ville, et qu'il était de toute impossibilité que les rapports d'une caravane, et à plus forte raison, d'un seul individu, eussent été assez rapidement multipliés, pour propager la maladie avec une aussi grande vitesse. Néanmoins, on a , dans le principe, proclamé le choléra contagieux à la manière de la peste, en accusant de propriétés conductrices du mal, les individus et leurs vêtemens, leurs bagages et les marchandises; et dans ce cas, hommes et choses ont dû subir également toutes les rigoureuses conséquences des quarantaines, des cordons sanitaires, des procédés désinfectans, des séjours d'expectation, etc.

Mais au fur et à mesure que le choléra s'est avancé au milieu d'un plus grand nombre d'observateurs, les contagionistes absolus ont senti la nécessité de modifier leur système, et ont restreint le danger de contact à une fraction de la maladie, c'est-à-dire, lorsque commence la série des symptômes congestifs. Dans cette nouvelle théorie ils ont encore voulu faire croire à la contagion, mais simplement, comme dans les fièvres typhoïdes consécutives aux épidémies des camps, des hôpitaux, des prisons, etc. Cette opinion modifiée était aussi peu motivée que la première; l'expérience l'a prouvé.

Enfin, toujours pressés par les résultats infirmatifs de l'observation, ils se sont retranchés dans une troisième et dernière opinion par laquelle ils ne regardent plus le mal comme contagieux; mais alors ils ont admis que les individus pouvaient être des moyens de transmission, et leur ont exclusivement accordé une propriété conductrice des miasmes, non par le fait de leur nature animale particulière, mais par celui de leur déplacement, au moyen duquel des courans étaient artificiellement produits, et les conditions de la maladie ainsi amenées dans les lieux vers lesquels ils se dirigeaient !

De cette manière, l'opinion d'une maladie absolument contagieuse, propagée d'un lieu à un autre, d'individu à individu, fut entièrement détruite par ceux qui l'avaient proclamée. Il en fut bientôt de même de la cause de transmission qu'ils avaient établie par les effets affectés à nos usages; donc la contagion n'existe dans aucun cas, en voici des preuves :

1°. Dans la province de Karkhoff, un médecin est resté accolé pendant 18 heures à un cadavre cholérique, auquel il avait été violemment attaché par les parens du mort qui l'accusaient de l'avoir tué. Il n'a éprouvé aucun symptôme.

2°. Des médecins de la ville de Karkhoff se sont appliqués sur le front des compresses humides de la sueur des cholériques;

3°. Ils se sont inoculé le sang tiré du bras d'un homme, au maximum de la maladie; les suites en ont été complètement nulles.

4°. Presque partout de nombreuses ouvertures de cadavres et des dissections partielles ont été faites, avec intention, sans précautions préalables ni postérieures. Aucun accident n'en est résulté.

5°. Dans chaque camp, chaque prison, chaque caserne, chaque forteresse; là où l'espace des rapports est très-circonscrit, les accidens n'ont pas été plus fréquens, plus graves, par le seul effet de la réunion d'un grand nombre d'hommes; au contraire, dans ces différens groupes, où plus que partout ailleurs, il eût été possible de remarquer les résultats fâcheux d'un contact immédiat, s'ils eussent existé, aucune observation directe n'a pu être recueillie pour les mettre hors de doute, et certes, c'était le lieu ou nulle part.

6.° Dans les hôpitaux, et cette particularité est frappante, le nombre des malades, parmi les employés, a été très-faible, quelquefois nul, et celui des morts, dans des proportions beaucoup moindres que dans les autres parties de la population.

7.° Enfin, pendant toute la durée de l'épidémie à Saint-Pétersbourg, j'ai parcouru avec M. le comte de Saint-Aldegonde, tous les hôpitaux des cholériques ; j'ai affecté de toucher les malades les plus gravement atteints, et à tous les cas de la maladie, sans jamais recourir à aucune lotion de vinaigre, de chlore, ni même d'eau, je n'ai rien ressenti.

Plus tard, à Helsingfors, (1) on me confia la pleine direction de l'hôpital des cholériques ; je me suis, à dessein, logé dans l'hôpital ; je ne sortais pas des salles, de leur atmosphère ; je laissais des heures entières mes mains dans celles des malades en transpiration ; je buvais dans les vases dont les bords étaient encore humides de leur

---

(1) Dans cette capitale, comme partout, la maladie a été précédée des idées diverses de contagion, d'empoisonnement et d'atmosphère délétère, au point qu'on aurait voulu, tout à-la-fois, ne pas respirer, ne pas boire et ne rien toucher. Néanmoins l'idée absurde que l'unique source d'eau douce de la ville pouvait être empoisonnée, ne prit pas de consistance ; celle de la contagion faiblit aussi peu-à-peu, et à la fin de l'épidémie on put voir, encore comme partout, l'opinion d'une cause tout atmosphérique prévaloir, et s'appuyer sur des conditions météorologiques apparentes, analogues à celles observées dans les autres milieux cholériques : même sécheresse prolongée du sol, même absence de nuages, même intensité de vapeurs atmosphériques. Là aussi chacun éprouvait un sentiment de pression à l'estomac, était fatigué du beau temps et désirait la pluie, tout le monde avouait éprouver le malaise caractéristique qu'on ressent dans les derniers momens qui précèdent un orage, et chez ceux que le mal envahissait c'était toujours sous ces dispositions générales.

sálive. Pendant 8 jours j'ai recouvert la chemise de l'un d'eux, sans observation ; ni de traitement, ni de régime, ni d'aucune précaution, et je suis sorti valide de toutes ces épreuves.

9.° En résumé, si la contagion eût été réelle, certes la mortalité aurait présenté des différences bien plus marquées entre les provinces où l'épidémie est restée vierge de mesures répulsives et de traitement (comme dans la Russie méridionale et dans la Perse), et ceux où toutes les ressources curatives et hygiéniques ont été fournies. Et si la transmission par les effets eut été possible, assurément les fréquentes trangressions sanitaires qui ont eu lieu, auraient eu des conséquences trop meurtrières pour ne pas être affirmatives. Evidemment le choléra n'a rien de ce qui caractérise une maladie contagieuse par les hommes ni par les choses ; c'est aujourd'hui l'opinion générale et la vérité.

II.

Considéré comme maladie effluvienne.

Le choléra est obscur peut-être, et offre encore à l'observation beaucoup d'objections insolubles selon une saine physique et les lois communes de la météorologie ; néanmoins, s'il devait son origine à des exhalaisons marécageuses, il resterait plus circonscrit dans sa marche, moins uniforme dans ses symptômes, plus capricieux dans sa durée, moins constant dans la nature et le nombre de ses victimes ; dans toute son histoire, enfin, on remarquerait davantage l'influence des localités. D'ailleurs comment alors pourrait-on également expliquer les mêmes

ravages dans les terrains accidentés du Caucase , des val-
lées les plus basses aux pics les plus élevés , dans les terres
sablonneuses , dans les steppes arides des bords de la mer
Caspienne , le sol fangeux de la Finlande , et les contrées
marécageuses de la Pologne ?

A Tiflis , l'émigration dans les montagnes , de la plus
grande partie des habitans, ne les a pas préservés de la maladie ; ils sont morts dans les mêmes proportions qu'ailleurs.

A Moscou , la disposition physique repousse toute idée
d'existence effluvienne en permanence pendant 5 mois,
dans des rues droites , larges et propres , ouvertes à tous
les vents , et formées de maisons construites dans les conditions hygiéniques les plus favorables , entourées de jar-
dins, assises sur un terrain sec , peu coupé de rivières et
sans marais.

A St-Pétersbourg, au contraire, tout semble fait pour
produire et accueillir des émanations délétères, La nature
marécageuse du sol , la situation de la ville , le nombre
de ses canaux , sa banlieue et son atmosphère aqueuse ,
son peuple noir , tout offrait à des exhalaisons effluvien-
nes des raisons de séjour durable ; et pourtant là le mal
a duré à peine un mois.

Quelles inductions tirer de ces oppositions géographiques ? raisonnablement aucune; sinon qu'elles sont sans
influence. Puis , en concluant par comparaison avec toutes les maladies qui reconnaissent les effluves pour cause,
on peut dire que le choléra n'a nulle ressemblance ni avec
leur périodicité, ni avec leur intermittence , ni avec aucune de leurs spécialités.

III.

En troisième théorie , je ne sais jusqu'à quel point on peut soutenir une opinion qui consiste à admettre *à priori*, dans l'atmosphère, un miasme délétère , de nature particulière , qui se trouve indéfiniment reproduit et multiplié dans les émanations du malade , dans les couches d'air qui le circonscrivent. Ce peut être un système soutenable, mais les faits viennent encore en établir l'invraisemblance.

En admettant des miasmes dans l'atmosphère , il faut d'abord en préciser la nature , et dans le sens qu'on est convenu d'attacher à ce mot, on ne peut en rechercher l'origine que dans la putréfaction de matières animales. Or, si tel est le principe qui, dans le choléra , jouit de propriétés si meurtrières , il doit avoir son grand foyer commun , central, primitif, et alors, où est-il ?

Comment le subtil élément qui s'en échappe, conserve · t-il la même violence d'action dans les points de sa course les plus éloignés de son point de départ.

Comment trouve-t-il au-dedans des individus qu'il envahit , d'autres élémens également propres à la formation de nouveaux miasmes absolument semblables à lui-même, et qui constituent ce que certains médecins appellent *des foyers d'émanations ?*

Selon cette façon de dire , la maladie serait toute individuelle , toute animale , et rentrerait absolument dans la catégorie des affections pestilentielles , et dès-lors les applications sanitaires deviendraient plus que jamais nécessaires.

Mais heureusement que le raisonnement appuyé de l'expérience vient encore renverser cette théorie.

Si. en effet, *ces foyers d'émanations* existaient réellement dans l'atmosphère, ce serait toujours dans un espace limité, dont le rayon, quoique très-rapproché dans
tous ses points du malade qui lui sert d'axe, comprendrait
néanmoins les individus qui desservent les malades ou
habitent les mêmes lieux ; c'est, du moins, l'opinion des
miasmatistes. Or, l'observation proclame, et de reste,
qu'il n'en est pas ainsi. Car, comme dans l'opinion absurde
de la contagion, les personnes destinées au service des
cholériques, médecins, infirmiers, sœurs de charité et
autres, ne sont pas mortes dans des proportions relativement plus grandes, mais bien moindres, au contraire,
que dans les autres parties de la population.

D'un autre côté, il n'est pas moins remarquable et
consolant pour l'humanité de voir que la plupart des victimes de ce fléau ont été atteintes dans des circonstances
insolites, dans des conditions individuelles, indépendantes
et tout-à-fait éloignées de ces *prétendus foyers d'émanations.* Exemples :

1. Ici, c'est un soldat qui, après avoir bu beaucoup
d'eau-de-vie, tombe, *seul,* au milieu d'un camp de 800
hommes, d'où il n'est pas sorti depuis plusieurs jours, et
où il n'y a pas eu d'autres cas de choléra, avant ni après.

2. Là, c'est un homme du monde qui, persuadé du
danger de contact, s'approvisionne, se séquestre de toute
société avant l'irruption du choléra, et meurt bientôt
après l'invasion de l'épidémie, frappé par elle, isolé de
toute communication avec l'extérieur.

3. Plus loin, ce sont de malheureux paysans, trouvés
morts dans des cabanes situées au milieu des montagnes
de la Géorgie et des plaines d'Astracan, tout-à-fait en

dehors des voies fréquentées , dans la plus complète impossibilité de contact et loin *des foyers d'émanations.*

4. Ailleurs, ce sont des militaires enfermés dans des
forteresses, des prisonniers reclus , des fous dans leurs
cabanons, tous isolés de rapports avec le milieu dans lequel ils sont placés, et pourtant, c'est parmi eux que ce
sont manifestés les premiers symptômes du choléra.

5. A Schlusselbourg, sur les bords du lac Ladoga,
parmi les tailleurs de pierre employés aux écluses,
quelques-uns ont eu le choléra. Leurs compagnons, in-
soucians du danger de contact, les ont soignés pendant
tout le cours de la maladie, sont restés couchés près d'eux,
sur le même lit de camp unique pour tous ; ils ont reçu
sur leurs vêtemens et sur les mains, pendant leur sommeil,
les matières des vomissemens ; ils ont été par conséquent
exposés aux effluves qui en émanaient, et cependant, aucun principe miasmatique contagieux n'a fait soupçonner
son existence ; car, pas un seul n'a été attaqué du choléra après les premiers.

6. Dans les différens hôpitaux que j'ai eu sous ma direction, plusieurs femmes enceintes , ayant le choléra au
plus haut degré , sont accouchées, sans que les enfans
parussent avoir le moindre symptôme cholérique; des
nourrices , frappées du choléra pendant l'allaitement,
n'ont pas cessé de donner le sein à leurs enfans ; ceux-ci
n'ont éprouvé aucun trouble apparent dans leur manière
d'être de chaque jour.

7. Dans un des hôpitaux de l'île de Svéaborg , était
une finoise, qui mourut du choléra; elle a conservé toute
sa présence d'esprit jusqu'au dernier moment et n'a jamais voulu se séparer de son enfant, qu'elle allaitait de-

puis huit mois. Celui-ci était un petit être, vraiment affreux à voir, rachitique, hydrocéphale ; une peau toute ridée flottait sur ses membres, tant sa maigreur était grande ; sa bouche constamment suspendue à la mamelle flasque et tarie de sa mère, n'en aspirait qu'une matière séreuse, rare…. il ne recevait aucune nourriture, et n'a subi aucun traitement…. sa mère morte, il était encore attaché au mamelon, il n'a pas eu le choléra. Quand j'ai quittéla Finlande, il vivait encore ; depuis cette époque, il a dû nécessairement mourir de l'hydrocéphale, dont il était primitivement atteint, mais l'épidémie n'a eu aucune influence sur son organisation (1).

8. Nulle part, enfin, où les malades ont été réunis, dans les hôpitaux ou les maisons particulières (2), les faits recueillis n'autorisent à reconnaître *un foyer d'émanations délétères* comme produit et cause du choléra ; c'est physiologiquement impossible.

---

(1) A ce fait et à beaucoup d'autres analogues, que répondront les contagionistes ? Diront-ils que cet enfant ne possédait pas l'aptitude au choléra ? Mais pourtant il était malade, d'abord ; mais il est resté constamment couché dans le même lit que sa mère ; il n'a eu pour tout aliment que les principes qu'il suçait de son sein ; non seulement il y a eu contact immédiat et continu pendant tout le choléra, mais bien plus : il y a eu, pour ainsi dire, fusion des deux individus en un ; le même produit était sécrété par l'une, et aspiré, absorbé et élaboré par l'autre ? Assurément les effets du contact devaient apparaître ici dans toute leur violence, ou jamais.

(2) Si les parens ou les amis du malade succombent souvent, ce n'est pas par contagion, mais bien parce que, fatigués par des veilles, abattus par l'inquiétude ou la tristesse, oubliant souvent de prendre quelque nourriture, ils se trouvent dans les dispositions favorables à l'invasion du mal ; à plus forte raison si la mort leur a enlevé l'objet de leurs soins ou de leur tendresse.

·VI.

De la cause éloignée et de la cause prochaine du choléra.

Reste donc l'action de l'atmosphère, comme cause primordiale et essentielle du choléra; soit par des phénomènes météoriques particuliers, soit par des modifications dans ses qualités physiques : la sécheresse, l'humidité, le froid ou la chaleur; soit enfin par l'électricité atmosphérique. C'est à cette hypothèse d'une épidémie constitutionnelle que se réduit la question, et c'est uniquement sous ce point de vue qu'elle semble devoir être décidément approfondie.

Toutes les *épidémies constitutionnelles* sont considérées comme une vicissitude qu'éprouve l'atmosphère dans sa constitution.... Pourquoi le choléra n'en serait-il pas une? On a remarqué qu'il était susceptible de se développer dans des atmosphères extrêmes, au milieu d'un froid et d'une chaleur au même degré d'intensité, mais qu'il se développait généralement plutôt sous l'influence de la chaleur; comme on le voit depuis son irruption en Europe.

Or, la chaleur ne peut pas être considérée comme seule cause créatrice du mal; nécessairement, il faut que d'autres phénomènes météoriques s'y mêlent dans des conditions particulières, pour produire des effets en dehors des lois de notre existence, et dont la cause a, jusqu'ici, échappé à toutes les recherches.

Il est de remarque générale que dans presque tous les lieux où le choléra se développe, l'atmosphère présente des observations météorologiques analogues; que son ir-

2

ruption est souvent précédée et accompagnée d'un défaut
de pluie qui ne cesse qu'avec la maladie ; le ciel est sans
nuage pendant sa durée , mais il est évidemment chargé
d'humidité, de vapeurs qui lui donnent un aspect grisâtre
tout particulier , et qui sont d'une densité telle, que les
rayons du soleil sont partiellement absorbés par elles;
le vent est presque nul et chaud; la température ac-
cablante.

Sous ces circonstances atmosphériques, presque tout
le monde éprouve le malaise caractéristique produit par
la raréfaction et l'état électrique de l'air à l'approche
d'un orage, de la pesanteur de tête, une respiration gê-
née, de l'oppression à l'estomac,.... et à ces caractères
légers et généraux succède l'invasion de la maladie chez
ceux qui lui donnent prise.

Quand il est reconnu que ces conditions atmosphériques ont précédé et accompagné le choléra dans presque
tous les lieux qu'il a parcourus; quand il est reconnu
que l'atmosphère et l'atmosphère seule a été le véhicule
du principe, ou le principe même de la maladie, n'a-t-on
pas lieu de regretter que pour préciser ce point important de l'histoire du choléra, des observations météoro·
logiques suivies n'aient pas encore été religieusement
faites, dans chaque lieu et au moment même, sur la
pression si variable de l'air atmosphérique, sur sa com-
position, sa température, son état hygrométrique, sa
faculté conductrice du calorique et son état électrique.
Car il est évident que les propriétés de l'air ont quelque
chose d'accidentel, pendant le choléra, soit qu'elles aient
de l'influence sur la maladie, soit qu'elles soient modifiées
par elle; il y a certainement, entre l'air et le choléra ,

des rapports qui nous sont encore complètement inconnus, mais dont nous déplorons tous les tristes résultats.

Dans cet état négatif d'observations météorologiques,
on ne peut que raisonner par hypothèse, et, dès lors,
sans conviction comme sans prépondérance. Cependant,
il me semble que par les phénomènes constans que présentent les qualités de l'air pendant l'épidémie, on peut
établir cette large proposition :

« *La cause éloignée du choléra* réside dans l'atmosphère
» et dans la sécheresse prolongée du sol, par défaut de
» pluie : *sa cause prochaine* dans l'état électrique de l'air
» considérablement accru par la sécheresse du sol, qui
» laisse échapper beaucoup de fluide, et par l'humidité
» de l'atmosphère au moyen de l'évaporation des eaux
» sous l'influence d'une température élevée ou de la ré-
» faction de l'air. »

Il est d'autant plus probable que c'est dans la réunion
de ces conditions physiques que le choléra naît et séjourne;
qu'elles seules, lorsqu'elles persistent pendant quelque
temps, sont susceptibles de régner à la fois sur une grande
étendue de pays, et de faire comprendre le choléra, toujours
avec la même physionomie, dans les contrées les plus
différentes, par leur latitude, leurs localités, la nature du
sol et des habitans. Ce mode de conclusion acquiert un certain degré de vraisemblance, lorsqu'on se reporte aux
propriétés de l'électricité, dans les conditions atmosphériques favorables à son accumulation, et qu'on les compare
ensuite à celles où surgit le choléra : *Défaut de pluie,
chaleur ou froid, sécheresse du sol, humidité atmosphérique*, telles sont les circonstances physiques communes à

l'apparition du choléra , et à l'accumulation de l'électricité dans l'atmosphère.

Quoique les causes productrices du fluide électrique soient encore à découvrir, cependant on sait que l'eau est un excellent conducteur , qu'elle transmet sa propriété conductrice à l'atmosphère qu'elle imprègne , et que l'air, qui est un corps naturellement isolant , devient ainsi conducteur , et d'autant meilleur , qu'il est plus humide.

Cette affinité de l'électricité pour les vapeurs d'eau , pourrait encore servir à fortifier l'idée de l'électricité comme cause immédiate du choléra , qui possède aussi *cette affinité pour les vapeurs d'eau*, à un très-haut degré, comme on a pu généralement le remarquer dans sa propagation plus prompte par les voies humides , les rivières, les canaux , le littoral des mers , etc.

Enfin, peut-être trouvera-t-on encore des matériaux propres à consolider ce raisonnement, dans l'application, faite par le docteur Wylhie , médecin de l'empereur de Russie , du galvanisme au choléra :

Le sujet de l'expérience était un homme de 30 ans, soldat , très-fort et présentant au plus haut degré tous les symptômes du choléra.

On le mit d'abord, sans obtenir d'effets marqués, à une pile composée de 100 paires de deux lignes d'épaisseur sur trois pouces de diamètre. On le mit ensuite en rapport avec une pile quatre à cinq fois plus forte, de la manière suivante :

Le pôle négatif à la nuque, le pôle positif à l'épigastre. Aussitôt il indiqua, par gestes, de la douleur aux régions sous jacentes aux pôles. Tout son extérieur et surtout les extrémités présentèrent des effets nerveux et éprouvèrent des contractions très-violentes ; l'estomac manifesta des mouvemens convulsifs , comme pour vomir. On se hâta d'enlever l'appareil , et le malade succomba au bout de quelques minutes.

Un second malade fut soumis à la même épreuve : même résultat.

Mais , quand bien même je serais parvenu à établir la plus complète analogie entre l'atmosphère électrique et celle du choléra , je sens encore combien ensuite il me serait difficile de conclure à une identité de principes , à une *unité électro-cholérique*, à cause de l'insuffisance des moyens d'appréciation et de nos connaissances si exiguës en météorologie.

Ainsi donc , sans vouloir fonder une nouvelle théorie , il me semble que , par la simple observation des faits , il est impossible d'admettre aucune de celles publiées jusqu'ici , et qu'on doit rechercher le vrai ailleurs que dans les matériaux qui ont servi à les échaffauder.

Les idées incomplètes que je viens d'émettre ne sont peut-être pas plus rationnelles, mais elles sont plus neuves , et , dans l'ignorance absolue où on est encore sur la cause du choléra , j'ai supposé qu'il serait utile de les exprimer pour attirer l'attention vers une voie d'investigation moins explorée, et qui réserve peut-être quelque succès à ceux qui , avec des connaissances spéciales suffisantes , auront assez de zèle et de patience pour la parcourir toute entière.

Causes prédisposantes du choléra ; moyens préservatifs.

Le choléra est une maladie absolument épidémique et non contagieuse ; c'est un fait reconnu aujourd'hui.

Dès lors, tous les remèdes anticontagieux doivent être rejetés ; toutes les substances désinfectantes doivent être proscrites, puisque le danger de contact n'existe pas. Plus de cordons sanitaires, plus de quarantaines, plus de fumigations ni de chlore, ni de soufre, ni d'autres préparations pharmaceutiques. Toutes ces précautions sont inutiles, coûteuses et doublement mauvaises, car elles nuisent également à la santé qu'elles peuvent altérer, et aux intérêts de ceux qui les emploient.

Mais si ces mesures préservatives sont reconnues, par expérience, comme illusoires et dangereuses, il en est d'autres qui, par expérience aussi, ont été jugées de la plus grande efficacité. Apprenons donc à les distinguer.

Comme le choléra est tout entier dans l'atmosphère, c'est seulement contre l'atmosphère qu'il faut se garantir ; et, par là, on ne veut pas dire qu'il faille ne pas respirer, parce que c'est impossible, mais bien de se prémunir contre l'influence pernicieuse dont l'air est incontestablement chargé pendant la durée de l'épidémie.

Pour y parvenir, les simples règles de l'hygiène suffisent. Mais pour que l'application en soit toujours rationnelle et les résultats toujours certains, il est bien important de savoir quels sont les personnes qui semblent devoir être attaquées de préférence, et quels sont les conditions qui favorisent l'invasion des premiers symptômes. Je commencerai donc par établir les causes prédisposantes du choléra, pour indiquer ensuite les moyens de s'en préserver ou de les détruire lorsqu'elles existent.

Les nombreuses observations recueillies par les médecins de tous les pays, prouvent que le choléra ne frappe jamais indistinctement, au hasard, sans cause connue ; au contraire, toujours on peut facilement parvenir à la connaissance des circonstances de son invasion, en examinant attentivement les conditions individuelles des malades. De cette manière, on s'est convaincu que le sexe, l'âge, un état de souffrance préalable, la fatigue, les privations, la malpropreté, les excès et les passions vives, étaient autant de causes prédisposantes du choléra.

En effet, les hommes sont plutôt attaqués que les femmes (celles-ci guérissent plus probablement) ; les vieillards plutôt que les enfans. Mais quoique cette remarque soit généralement exacte, la maladie n'envahirait pas plutôt un homme qu'une femme, ni un vieillard qu'un adulte, et sa terminaison ne serait pas plutôt funeste dans un sexe que dans l'autre, à l'aurore de la vie qu'à son déclin, sans les autres causes *de souffrance, de misère, de privations* ou *d'excès.*

L'expérience prouve que tous ceux qui, pendant le choléra, sont restés dans un état de santé parfaite, *n'ont jamais été attaqués*, quels que soient d'ailleurs la nature de leur tempérament, leur sexe et leur âge : tandis que ceux qui en ont été les victimes étaient ou déjà attaqués d'une autre maladie, ou privés de ressources, ou intempérans, ou fatigués par le travail, ou d'une organisation usée par la débauche, ou excités par des passions violentes.

Comme on le voit, les causes qui favorisent les ravages du choléra, sont toutes individuelles et accidentelles, faciles, pour la plupart, à éviter ou à détruire. Les unes n'existent que par la faute même de ceux qui les possèdent et qui en sont victimes ; ce sont les excès, l'ivro-

gnerie, la débauche, la colère, etc. ; le remède en est
facile : c'est de s'en corriger. Les autres, qui sont la
souffrance et les privations de la misère, peuvent encore
être combattues avec succès par la sollicitude du gouvernement et les efforts réunis de ses agens et de ses
administrés.

La nature des vétemens, des habitations et de la nourriture, influe aussi, pour beaucoup, sur le développement du choléra ; on ne saurait donc trop insister sur ces
différens points.

Dans aucun endroit du monde, l'influence funeste de
ces diverses conditions d'aptitude, ne peut sortir plus
évidente qu'en Russie. Là, la population présente quatre
classes bien tranchées qui ont chacune leurs mœurs particulières, leurs costumes distinctifs, leur vie à part, et
dans lesquelles les individus sont comme autant d'espèces
différentes. Dans ces quatre classes, le choléra a sévi à
des degrés inégaux et toujours en raison directe de la
malpropreté et des excès, comme le prouvent les résultats qui suivent.

Dans la première classe, celle de la noblesse, les membres qui la composent sont tous civilisés ou à-peu-près,
placés dans les rangs de l'armée, dans les charges de cour
et les autres emplois du gouvernement ; leur aisance est
grande, leurs occupations régulières et douces, leur
nourriture saine, leurs habitations commodes, leurs vêtemens propres et chauds. Pendant l'épidémie, ils ont
pu observer rigoureusement les préceptes anticholériques
prescrits, et il n'y a pas eu de choléra, ou extrêmement
peu, dans cette fraction de la population Russe.

Dans la seconde classe, les individus sont, pour la plu-

part, des marchands-boutiquiers qui présentent des parti-
cularités caractéristiques. Très-riches, pour le plus grand
nombre, ils affectent la médiocrité. Ils sont, en général,
mal logés dans des lieux bas, sombres et humides, dont
le niveau est presque toujours au-dessous du sol, souvent
de plusieurs pieds. Du reste, ils se vêtissent convenable-
ment quoiqu'avec peu de propreté; se nourrissent assez
mal, mais encore bien que leurs alimens ne soient pas
très-sainement préparés, ils n'en éprouveraient aucun
effet fâcheux, sans leurs différens carêmes dont ils sont
très-religieux observateurs, et qui les font brusquement
passer d'un régime tout animal et excitant à une nourriture toute végétale et débilitante, et, *vice versá*, à l'ex-
piration des jours de jeûne. A ces époques de transition,
ils font excès ou abstinence et la mortalité augmente
beaucoup. Par cette même raison, le choléra aurait dû
gravement s'appesantir sur eux; mais par leurs ressources
pécuniaires, ils ont pu observer les précautions voulues ;
l'instinct de conservation les a rendus sobres, et parmi
eux le choléra a fait plus de victimes que dans la classe
précédente, mais moins que dans les suivantes.

La troisième classe se compose des Mougiks, heureusement nommés le peuple noir, c'est-à-dire le peuple sale.
Ils présentent deux sortes d'individus : les paysans esclaves, *Krepasnuï*, et les paysans esclaves qui se sont rachetés, *Volnuï*. Les uns et les autres constituent tous les
gens de métiers et les domestiques; les esclaves rachetés
forment seuls la classe indigente.

Les paysans russes, quoique esclaves, ne seraient pas
plus malheureux que ceux des autres pays, en égard à
leur incivilisation; mais ils sont adonnés à l'ivrognerie et

à la débauche, salement vêtus, traînant le même habit
jusqu'à disparition du dernier lambeau, parce que leur
inconduite les met dans l'impossibilité de les renouveler. Ils
sont trop heureux alors que leurs maîtres les rappellent à
leurs villages et subviennent à tous leurs besoins ; ce sont
des hommes qui restent toujours enfans à beaucoup d'é-
gards. D'un autre côté, ils se nourrissent de la manière
la plus indigeste : une soupe de *kwass*, froide, d'oignon
cru et de pain noir, du mauvais thé noir, du chou rouge
cuit à l'eau, et quelquefois du *chtchi*, mélange de légu-
mes et de viande : telle est leur nourriture habituelle.
Puis, à côté de cette frugalité de chaque jour, à certaines
époques, ils engloutissent des masses incroyables d'alimens de toute espèce, de viandes, de pâtisseries, de fruits,
de liqueurs fortes, sous le poids desquels ils s'affaissent
et meurent !

Les paysans rachetés sont encore plus à plaindre. Sans
autre frein que celui du châtiment corporel, affranchis de
toute redevance envers leurs anciens maîtres, indépen-
dans, sans soucis, il se laissent aller à un hideux *far
niente;* paresseux, sales, ivrognes, debauchés, toute leur
position est celle des esclaves, enlaidie.

Chez ces deux sortes de gens, la maladie a trouvé tous
les élémens d'invasion et de séjour ; aussi y a-t-elle marqué
son passage par une rapidité et une intensité de ravages
épouvantables.

Quant à la quatrième classe, c'est celle de l'indigence.
Les malheureux ont la même physionomie partout : mêmes
privations, mêmes infirmités, mêmes vices; chez eux
on trouve les causes prédisposantes du choléra dans toute
leur étendue, et le chiffre de leur mortalité en est une

(27)

preuve déplorable et sans replique. Dans tous les pays il
ont été plus que décimés.

Dans la distinction de ces différentes parties de la population d'un même état, on voit qu'en général le choléra
ne s'est pas montré où les conditions de propreté et de
sobriété existent, et qu'il s'est développé et graduellement
étendu au fur et à mesure qu'il a rencontré la malpropreté, les excès et les privations de la misère.

Ainsi, il résulte clairement de l'examen précédent, que les
causes qui déterminent le choléra sont parfaitement définies,
et qu'elles peuvent être facilement évitées. Pour cela, il
faut :

1.° Ne rester exposé ni au froid ni à l'humidité;

2.° Se vêtir chaudement;

3.° Ne pas boire de boissons froides lorsqu'on est en
transpiration (1);

-----

(1) En 1826 ou 1827 l'été fut extraordinairement chaud à Paris. Il
y eut une gastro-entérite épidémique, accompagnée de nausées,
de coliques, de vomissemens, de diarrhée, etc. Cette sorte d'épidémie était essentiellement produite par l'usage des glaces ou des
boissons glacées auxquelles tout le monde recourait. La mortalité
fut considérable.

Que voir dans cet ensemble de symptômes de céphalalgie, de soif,
de nausées, de vomissemens, de diarrhée, de coliques, de douleurs
aiguës dans l'estomac et dans les intestins, sinon une espèce de choléra ? On a d'abord crié à l'empoisonnement, mais vainement les
glaces ont été soumises aux plus minutieuses investigations de l'ana-
lyse; vainement des commissions ont été nommées pour presider à
leur fabrication, vainement les vases ont été soupçonnés et accusés
de malpropreté, le poison est resté introuvable parce qu'il n'en
existait pas ; toutes les objections ont été détruites, le mal seul ne
le fut pas ; il ne disparut qu'avec la soustraction de son principe :
l'abaissement de la température et la cessation de la sécheresse.

On put voir là une nouvelle preuve de l'insuffisance de nos con-

4.° Être très-propre de corps, se laver chaque jour, changer de linge, prendre des bains, etc.;

5.° Fuir les endroits froids et humides, les maisons mal aérées et mal exposées;

6.° Renouveler très-souvent l'air des appartemens en ouvrant les croisées aux heures les plus chaudes du jour;

7.° Observer la plus grande propreté dans tous les détails de la vie domestique;

8.° Être régulier dans ses repas et dans ses habitudes, sans sortir de celles qu'on a contractées;

9.° Peu de vin, peu de café, point de boissons spiritueuses ni de liqueurs fortes;

10.° Tâcher de se fatiguer le moins possible; ne pas trop prolonger ses veilles;

11.° Éviter l'incontinence;

12.° Être sobre en tout;

13.° S'efforcer de combattre la peur par la raison, en se persuadant bien qu'en observant ces préceptes on n'a rien à craindre; se distraire de manière à ne pas penser au mal;

14.° Pendant la durée du choléra, prendre chaque matin une tasse d'une légère infusion de thé ou de menthe, ou de mélisse, de manière à être toujours dans une disposition voisine de la transpiration;

15.° Aussitôt qu'on ressent quelques symptômes, appeler un médecin;

16.° Quant aux indigens, les gouvernemens doivent

---

naissances dans l'art de guérir, et quel espace immense reste encore à franchir à la médecine interne pour arriver au degré de confiance qu'inspirent la chirurgie et les sciences exactes?

subvenir à toutes les exigeances de leur existence pendant le choléra. En faisant un appel à la philantropie, on trouvera toujours de l'écho en France comme ailleurs.

Invasion du choléra, symptômes, moyens curatifs.

Il ne suffit pas de connaître les circonstances qui peuvent prédisposer au choléra et les moyens de les éviter ou de les détruire, les instructions doivent en outre s'étendre aux premiers soins à donner aux individus décidément attaqués.

La marche observée dans les autres maladies est absolument mauvaise pour le choléra, et doit être rejetée. Le malade court trop rapidement à la mort pour pouvoir attendre la présence d'un médecin, la durée de sa visite, l'exécution de son ordonnance et l'arrivée des médicamens. On ne doit pas penser à recourir directement à ses soins; car au début des premiers symptômes il est déjà trop tard.

Pour obvier à ce grave inconvénient, il faut donc être prémuni contre l'invasion.

Cette invasion est quelquefois lente, souvent rapide, et toujours violente; le traitement doit être tout cela, si on veut éviter une terminaison qui, terme moyen, est 60 fois mortelle sur 100.

Pour remplir ces conditions de célérité et d'énergie, il y a deux choses à observer : la nature du remède et l'opportunité de son administration. Le remède doit être simple et son application facile; la méthode suivante renferme ces deux conditions.

I.

Aussitôt qu'on éprouve un sentiment de lassitude générale et de froid , de la soif, des dispositions aux vomissemens , de légers maux de tête , un peu de difficulté à respirer , et que l'estomac est faiblement douloureux à la
pression, soit qu'on ressente tous ces symptômes en même
temps, ou seulement quelques-uns , il faut sur-le-champ ,
sous danger de la mort, recourir aux moyens qui suivent :

1.º Recouvrir les bras et les jambes du malade de morceaux de toile , ou mieux, de flanelle , sur lesquels on fera
des frictions sèches avec des brosses dures. Deux hommes
sont absolument nécessaires pour obtenir un résultat
prompt et favorable; quatre, un à chaque membre, fe-
ront encore mieux. De cette manière la chaleur produite
est prompte, énergique, et bien plus considérable qu'autrement; car la peau, étant garantie de l'action de l'air
par les morceaux de flanelle dont elle est recouverte, s'é-
chauffe dans un espace de temps plus court ; aucune quan-
tité de la chaleur produite n'est enlevée par des préparations pharmaceutiques qu'on n'a pas employées ; et comme
les brosses ne frottent pas sur la peau, elles ne peuvent
pas l'ulcérer, de sorte qu'on peut, si besoin est, conti-
nuer les frictions pendant plusieurs heures , sans faire
souffrir le malade.

2.º Aussitôt que le malade dit éprouver une grande
chaleur , on cesse les frictions; on le couvre bien , et on
lui applique sur l'estomac des morceaux de flanelle pliés
en plusieurs doubles , très-chauds et souvent renouvelés.

3.º En même temps, ou immédiatement après, on
prend dans une cuillerée d'eau , 4 à 6 *gouttes* d'un mé-

lange fait avec une partie égale de *laudanum liquide de Sydenham* et *d'éther sulfurique.*

Une abondante transpiration s'établira en quelques minutes, *les envies de vomir* disparaîtront, la respiration deviendra plus libre, l'estomac cessera d'être douloureux, il n'y aura plus de danger.

4.° Si pourtant le malade ne se sentait pas mieux au bout d'un quart-d'heure ou d'une demi-heure ; s'il revenait à son premier état, on recommencerait les frictions, on continuerait l'application de la flanelle sur l'estomac, et on lui donnerait une seconde dose de 6 gouttes dans une cuillerée d'eau. Mais il arrive toujours que la transpiration étant une fois bien établie, le malade se trouve complètement soulagé.

II.

Quand le malade a déjà laissé passer cette période sans rien faire, alors les premiers symptômes qu'il a éprouvés sont prochainement suivis de diarrhée, de vomissemens, de douleurs fortes et profondes dans l'estomac et dans les intestins ; le ventre est contracté ; la respiration devient courte ; la voix s'altère comme dans le croup ; les mains et les pieds se refroidissent tout-à-fait ; il y a un commencement de crampes ; toute la surface du corps et la figure sont d'une extrême pâleur.

1.° Dans cette seconde période, il faut, comme dans la première, et de la même manière, faire des frictions vigoureuses sur les bras et sur les jambes, et ne cesser que lorsque la chaleur est entièrement rétablie ; n'avoir pas égard aux prières du malade, qui ne veut presque jamais les supporter ; toujours frotter, car une fois la transpiration établie, le malade est sauvé; dans le cas contraire, il meurt.

2.° Encore comme dans la première période, toutes les demi-heures, prendre dans une cuillerée d'eau froide, 12 gouttes, au lieu de 6, du *même mélange*. On peut répéter cette dose autant que les vomissemens persistent, puisqu'alors elle est aussitôt rejetée, mais il est rare qu'ils ne cèdent pas à la 2.me ou 3.me dose.

Nota. A cette époque, on aura déjà dû appeler un médecin, mais en l'attendant il ne faut pas abuser du mélange de laudanum et d'éther; car alors il agirait sur le cerveau et déterminerait dans cet organe des désordres assurément aussi fâcheux que ceux qu'il aurait d'abord combattus. Il faut donc être très-réservé dans son emploi et on n'aura rien à craindre.

Par l'action de ces trois moyens, des frictions sèches sur les bras et les jambes, des morceaux de flanelle sur l'estomac, et le mélange de laudanum et d'éther, les vomissemens cessent d'abord, souvent tout-à-coup, toujours au bout de quelques heures; la transpiration s'établit en même temps; la diarrhée diminue et disparaît tout-à-fait au second ou au troisième jour, quelquefois plus tôt.

Le mélange de laudanum et d'éther et les frictions sèches forment la base de cette première et seconde partie du traitement qui a pour but : *le rappel à la transpiration* et la suppression des *vomissemens*.

Remarque. Quand les symptômes ont ainsi disparu, le malade reste pendant plusieurs jours dans un léger état narcotique ou d'engourdissement, d'où il est facile de le tirer, par l'usage d'une tisane de *menthe poivrée* ou de racine de *calamus aromaticus*.

Observation essentielle. — Surtout qu'on ne se hâte pas de donner à manger au malade, pas même le plus léger bouillon ; car trop tôt, cela suffit pour occasionner une rechute et donner la mort.

III.

Si, par défaut de soins ou insuccès des moyens déjà employés, le malade arrive à la troisième période ; s'il y a complet abattement des forces, continuation moins fréquente des vomissemens et de la diarrhée, des crampes plus répétées, plus générales et plus douloureuses, une chaleur brûlante dans l'estomac et dans le ventre, un froid glacial aux bras et aux jambes, ainsi qu'au visage, le pouls nul, les paupières à demi-closes, les yeux retirés dans le fond de l'orbite et comme recouverts d'une taie, etc. ;

Dans cette dernière situation, il faut cesser d'administrer du mélange de laudanum et d'éther ; les effets en seraient funestes. Mais il faut encore faire usage des frictions sèches, plus que jamais, long-temps, sans discontinuer, jusqu'à ce que la chaleur revienne d'un manière soutenue.

En même temps appliquer de larges emplâtres de pommade de Gondret sur la partie interne des deux cuisses, des sangsues aux tempes ou faire faire une saignée au bras, si c'est possible. Puis, si les pieds sont redevenus chauds, les envelopper dans de grands cataplasmes de farine de moutarde et de vinaigre. Enfin, remplir une vessie de glace et l'appliquer sur la tête du malade.

Dans cette troisième partie de la maladie, les *frictions sèches*, les *émissions de sang*, la *pommade de Gondret*, et les *sinapismes*, forment l'ensemble du traitement qui a encore pour but, *une action dérivative à l'extérieur du corps, une sorte de fluxion de la peau.*

Nota. — La pommade de Gondret, qui se compose de partie égale de graisse de porc et d'ammoniaque liquide, doit être préférée aux vésicatoires ordinaires pour plusieurs raisons : d'abord, parce qu'elle ne contient pas de cantharides, comme les vésicatoires qui agiraient sur la vessie dont les fonctions sont déjà tout-à-fait suspendues dans le choléra; ensuite elle agit en deux ou trois heures, tandis que les autres moyens ne produisent leur effet que beaucoup plus lentement; enfin, on peut très-facilement la préparer à toute heure, sans le secours du pharmacien, en ayant d'avance de la graisse de porc et de l'ammoniaque liquide (alcali volatil).

Pour seconde remarque, la pommade de Gondret doit être préparée sur le champ, car si elle est faite seulement un jour d'avance, elle ne vaut plus rien; ses principes chimiques réagissent les uns sur les autres, se neutralisent, et dans ce nouvel état, elle n'a plus de propriétés, elle ne rougit même pas la peau.

—

Conclusion. — Observations. —Résumé.

En revenant sur les détails de cette méthode, on voit qu'elle est principalement externe et que l'application en est aussi simple que facile. Les nombreux succès qu'elle m'a fournis me portent à conclure que toutes les fois qu'elle sera appliquée à temps, elle établira beaucoup de chances de guérison. Néanmoins, il est certain qu'on échouera souvent, si on n'apporte pas le plus grand zèle et le plus grand dévouement dans son application.

Pour moi, elle m'a procuré des résultats si remarquables, lorsque je dirigeais l'hôpital des cholériques d'Helsingfors, en Finlande, que de tous les malades qui m'ont été confiés, 25 sur 100 ont seulement succombé, et encore n'était-ce que parce que la plupart avaient été apportés trop tard, que le chiffre de la mortalité n'était pas plus faible.

Voici pour exemples l'histoire de quelques malades :

Première observation.

Deux enfans, frères, l'un de 4 ans et l'autre de 5 ans et demi, avaient été envoyés, de la maison des pauvres, à l'hôpital. Tous deux étaient encore convalescens de la rougeole et commençaient à recevoir de légers alimens, quand le 1.er septembre la diarrhée survint et à sa suite tous les symptômes d'un choléra foudroyant. Au bout de deux heures, les vomissemens apparurent ; les membres étaient froids ; les extrémités glacées ; les lèvres bleues ; les yeux excavés et entr'ouverts : toute la face d'un pâle cadavérique ; point de crampes. C'est dans cet état qu'ils arrivèrent à l'hôpital. Tous deux présentaient la même identité de symptômes au même degré de violence. Ils reçurent, en entrant, des frictions sèches sur les bras et les jambes, avec des brosses et par l'intermède d'un morceau de flanelle appliqué sur la peau. En même temps, je leur administrai à chacun une dose de 4 gouttes du mélange de laudanum et d'éther, dans une cuillerée d'eau froide sucrée ; puis les frictions terminées, on les enveloppa dans des couvertures de laine et on les recouvrit bien chaude-

3..

ment. Une abondante transpiration s'établit (1); le plus jeune vomit presqu'aussitôt la dose qu'il avait prise, n'en rendit une seconde de 6 gouttes qu'après une demi-heure, et conserva tout-à-fait une troisième dose avec laquelle les vomissemens disparurent. Le plus âgé transpira aussi abondamment immédiatement après l'application des frictions, rejeta jusqu'à la troisième dose; mais ses vomissemens cessèrent avec une quatrième. La diarrhée se prolongea, chez le plus jeune, jusqu'au surlendemain soir 3 septembre, et chez le second, seulement jusqu'au lendemain. Chez ce dernier aussi, il y eut sur toute la surface de la peau une légère apparence éruptive qui n'eut aucune suite. Pendant quatre jours, ils restèrent à l'usage d'une faible infusion de feuilles de menthe poivrée; le cinquième jour de la convalescence, on commença à leur donner un bouillon coupé, puis un potage à la semoule, puis du riz léger, un peu de pain, de la volaille, de l'eau rougie, et ils sortirent dans une guérison parfaite le 14 septembre, 14.ᵉ jour de leur entrée.

Deuxième observation.

Gustave Vikström, apprenti charpentier, âgé de 14 ans, fut apporté à l'hôpital, après 12 heures de choléra. Il avait d'abord eu des vomissemens aqueux verdâtres, une diarrhée de même nature, et des crampes. Un médecin lui administra 4 grains d'émétique en lavage, dans une pinte d'eau, une infusion de racine de valériane avec de l'acétate d'ammoniaque (esprit de Mindererus), des frictions d'acide nitrique sur l'estomac, et en deux fois, la potion anti-émétique de Rivière. Les vomissemens avaient cessé, mais la diarrhée, quoique moins fréquente, persistait ainsi que les crampes; les membres étaient restés froids depuis la première heure de l'invasion. C'est dans cet état qu'il me fut amené, le 4 septembre au soir, avec une très-faible manifestation de délire. Je lui fis appliquer sur le champ 40 sangsues aux tempes, un emplâtre de pommade de Gondret à la nuque, des sinapismes aux pieds; pour tisane, de l'eau de riz gommée. Le délire parut céder un peu, mais les sinapismes ayant été sans action, je les remplaçai le lendemain 5, par quatre emplâtres de pommade de Gondret aux parties internes des cuisses et des jambes; je lui fis, en outre, appliquer une vessie remplie de glace sur la tête. Les symptômes inflammatoires se calmèrent; la peau qui jusque-là était estée sèche, aride, se couvrit d'une sueur abondante, les membres se relâchèrent; les crampes disparurent, mais la diarrhée persista avec opiniâtreté jusqu'au 12, où elle finit enfin sous l'usage d'une décoction de *quassia amara* avec addition de sirop diacode. Le 15, quoique dans une extrême faiblesse, le malade entra en convalescence; les vésicatoires furent supprimés; la tisane amère de quassia fut remplacée par de l'eau d'orge; le 17, je permis un bouillon coupé; le 18, un léger bouillon gras; le 20, un potage de semoule; de l'eau rougie pour boisson, un peu de pain; le 22, une aîle de volaille; mieux continu; sorti dans une complète guérison, le 24 septembre, après 20 jours de traitement.

Troisième observation.

La jeune comtesse W..... âgée de 18 ans, d'une organisation extrêmement délicate, très-nerveuse, était dans une continuelle appréhension du choléra, depuis le commencement de l'épidémie à Helsingfors. Le 4 septembre, au matin, sa mère me fait prier d'accourir, que sa fille venait d'être attaquée du choléra; mais les malades de l'hôpital reclamant mes soins, je lui fis dire que bientôt je serais près d'elle; qu'en attendant on pratiquât des frictions sèches avec des brosses, sur les bras et sur les jambes, qu'on fît boire d'une infusion de feuilles de menthe poivrée, etc. Je la visitai le soir; elle n'avait eu, du choléra, que la peur. Mais le 10, un valet de chambre mourut, dans la maison, d'une gastro-entérite aiguë développée à la suite d'excès. Cette maladie simulant le choléra par quelques-uns de ses symptômes, tout le monde fut bien persuadé qu'il était mort du choléra. Le lendemain 11, à 8 heures du soir, Mlle W..... fut prise d'une diarrhée séreuse très-fréquente, de quelques vomissemens et de légères crampes. J'ordonnai des frictions sur les membres, l'application sur l'estomac de morceaux de flanelle très-chauds; je fis prendre une dose de 12 gouttes de laudanum sans éther, et par cuillerées, de quart-d'heure en quart-d'heure, d'une infusion refroidie de feuilles de mélisse. Mais les frictions, malgré mon observation, n'ayant été faites que par des femmes, l'avaient été sans énergie; par là, la transpiration n'ayant pas pu s'établir, il s'en suivit dans la nuit une forte congestion du cerveau. Le lendemain, je fis pratiquer une saignée, sans avoir de sang; j'appliquai, alors 60 sangsues aux tempes, 2 larges emplâtres de Gondret à la partie interne des cuisses, des sinapismes aux pieds, de la glace sur la tête. Le 13 au matin, l'inflammation avait un peu cédé. D'un autre côté, la diarrhée s'étant arrêtée, j'y suppléai par un lavement purgatif composé de 2 onces d'huile de ricin dans une dé-

coction de feuilles de séné ; elle rendit deux vers. Un col-
lapsus, un relâchement général survint ; la peau devint
humide et fut bientôt toute baignée de sueur. A ce point
de traitement, la malade se trouvant dans les conditions
communes à la terminaison des maladies inflammatoires
aiguës, resta aux soins d'un autre médecin, et après une
longue convalescence, se rétablit entièrement. Dans cette
observation, il est impossible de ne pas considérer la peur
comme cause prédisposante, en plaçant la malade dans un
état nerveux particulier, qui l'a rendue apte à recevoir
l'influence de l'atmosphère cholérique.

Quatrième observation.

Gustavie Palména, non mariée, âgée de 32 ans, après
avoir éprouvé pendant quinze jours des douleurs légères
dans l'estomac et une faible diarrhée, fut décidément attaquée du choléra le 11 au matin, par des vomissemens
jaunes verdâtres, une diarrhée plus fréquente et doulou-
reuse, accompagnée de ténesmes, et de fortes crampes
dans les mollets et la colonne vertébrale. Elle prit chez
elle quelques médicamens qui me sont restés inconnus, et
dont l'effet a été nul. Son état devenu rapidement plus
grave, elle fut apportée le même jour à l'hôpital, à onze
heures du soir. Elle reçut aussitôt un bain de cuve très-
chaud, des frictions sèches avec des brosses sur les bras,
les jambes et la colonne vertébrale, et deux doses de laudanum et d'éther, après qu'elle eut rejeté la première ;
avant l'application de ces remèdes, elle avait la face cholérique très-prononcée, le refroidissement des pieds et
des mains et du bout de la langue, l'estomac et le ventre
retirés en arrière, toujours des vomissemens et la diar-

rhée; les crampes étaient devenues assez aiguës pour lui arracher des cris. Mais une demi-heure après l'effet, et lorsque les frictions eurent été répétées une seconde fois, la transpiration s'établit, les vomissemens cessèrent, les crampes se calmèrent partiellement, et tout-à-fait le lendemain. Le 13, la diarrhée disparut, et les autres signes morbides s'effacèrent assez promptement pour permettre un bouillon coupé le 16. Le 17, même chose, plus un peu de pain. Comme elle possédait quelque aisance, le 18 elle fut conduite chez elle, où je la revis quelques jours après, totalement remise. Pour tisane, elle a bu, comme tous les malades de l'hôpital, une légère infusion de menthe poivrée, prise par cuillerée, une tous les quarts d'heure.

Cinquième observation.

Christine Agéowna, âgée de 40 ans, indisposée depuis plus de quinze jours, et enfin atteinte du choléra le 7 août à huit heures du soir. Elle me dit avoir d'abord éprouvé des nausées, qui furent promptement suivies de vomissemens aqueux et d'une diarrhée avec coliques très-fréquentes, puis avoir ressenti pendant toute la nuit des crampes très-violentes dans les jambes, et faibles dans les avant-bras. Chez elle, elle eut quatre ou cinq fois recours à de la liqueur d'Hoffmann; mais les symptômes augmentant toujours d'intensité, elle se fit transporter le 8, à quatre heures du soir, à l'hôpital, où elle m'offrit, avec les symptômes précédens, ceux qui suivent : pouls presque nul, froid glacial des bras, des jambes et du bout de la langue, face cholérique, douleurs excessives dans l'estomac et les intestins , respiration très-gênée et froide ; voix comme dans le croup.

Elle reçut à son arrivée un bain de cuve ; à la sortie du bain , des frictions sèches avec des brosses aux quatre membres , et continuées pendant une demi-heure. En même temps une dose de 12 gouttes de laudanum et d'éther sulfurique, et des morceaux de flanelle très-chauds sur l'estomac et le ventre. La chaleur fut un peu rétablie ; les crampes cessèrent faiblement ; mais les vomissemens et la diarrhée persistèrent. Les frictions furent renouvelées une deuxième et une troisième fois ; on continua l'application brûlante des morceaux de flanelle ; on administra trois autres doses de laudanum et d'éther de demi-heure en demi-heure ; les vomissemens se calmèrent à deux heures du matin ; les crampes disparurent ; la diarrhée ne se prolongea que jusqu'au lendemain. Pendant tout ce temps, la malade avait bu , par petites fractions , une légère infusion de menthe poivrée. Les lèvres étaient encore bleuâtres, la face encore pâlie, les yeux excavés ; mais quelques jours d'observation , des bouillons , un peu de pain , du vin mouillé , suffirent pour l'amener à une pleine convalescence. Elle sortit guérie le 15 , après huit jours de séjour dans l'hôpital.

Sixième observation.

Jean Rack , âgé de 45 ans , garde de nuit (1) , tombé

______

(1) En Finlande comme en Suède , et dans la plus grande partie de l'Allemagne , on appelle *wachmann* ou hommes de nuit, des gens qui veillent à la sûreté publique , et se promènent dans un rayon défini , en appelant toutes les heures de la nuit.

malade dans la nuit du 5 au 6, par des vertiges, des tin-temens d'oreilles, des maux de cœur, puis des vomisse-mens. Il fut apporté le 6, à huit heures du soir, après avoir pris chez lui de la poudre d'ipécacuanha, dont l'influence a été nulle sur les symptômes.

A son entrée à l'hôpital, il avait la face cholérique, des vomissemens, la diarrhée et des crampes, le froid général. On lui donna un bain de cuve, toutes les deux heures une cuillerée d'eau avec un quart de grain d'émétique en dissolution ; continuation de la diarrhée et des vomissemens ; on supprima l'émétique, qu'on remplaça par une potion de Rivière ; pour boisson, une infusion de racine de valériane avec de l'huile volatile de menthe. Disparition des vomissemens, diminution de la diarrhée. 9 et 10, restriction du traitement à une simple infusion de camomille. 12, convalescence. 13, un bouillon, du pain. 14, même régime et un peu de vin. 15, à huit heures du matin, quelques symptômes fébriles, vertiges, pesanteur de tête (1); diète absolue. Le soir, une saignée de bras de seize onces de sang (non couenneux par le refroidissement), point de selles, urines nulles ; 12 grains de calomélas, limonade citrique. 16, symptômes inflammatoires plus intenses, pouls dur, élevé, peau sèche et brûlante, langue recouverte d'un enduit blanchâtre à sa base, et rouge et enflammée sur ses bords et à son extrémité ; face fortement injectée, imminence de congestion au cerveau, enfin délire commençant, divagation ; 40 sangsues aux tempes, larges sinapismes à la partie interne des jambes ; tou-

---

(1) C'est à cette époque, le 15, que le malade passa du service d'un médecin de la ville dans le mien.

tes les heures une cuilleréc d'une potion composée de :
acétate d'ammoniaque deux onces , émétique 2 grains ,
eau quatre onces ; effets insensibles. Le soir du même
jour, application de deux larges emplâtres de pommade de
Gondret, à la place des sinapismes , qui n'avaient pas
même rougi la peau ; tisane de racine de valériane avec
l'acétate d'ammoniaque , application de glace sur la tête
et de compresses réfrigérantes sur le front. Les urines,
quoique rares, reprennent leur cours. Du reste , même
état inflammatoire, toujours du délire avec plus d'agita-
tion. 17, apparition sur toute la surface du corps, principalement sur la poitrine , les cuisses et les avant-bras,
d'une éruption anormale , comme érysipélateuse , très-
confluente, seulement composée de plaques rouges , avec
une élévation de la peau à peine sensible. Ces plaques
étaient de forme et de grandeur variées et irrégulières,
sans foyer ni dépression au centre. Elle a parcouru ses
périodes de progression et de décroissement , sans avoir
apporté aucune modification dans les symptômes ; il n'y a
eu aucune desquammation de l'épiderme , aucun abcès ;
elle a disparu sans laisser de traces , comme un accident
morbide insolite. Mais immédiatement après sa complète
extinction, les symptômes fâcheux se sont précipités graves, rapides ; le malade est tombé dans une torpeur ataxi-
que, et s'est éteint.

Cette observation peut être envisagée comme une
preuve bien certaine du danger dans lequel on place le
malade, en le faisant manger trop tôt. Car il est évident
qu'il n'a éprouvé de rechute que par rapport à cela. Si,
à l'époque de la convalescence , la diète eut été mieux
observée, nul doute qu'il n'eut point succombé.

Septième observation.

Mme Hertuline, veuve, âgée de 65 ans. Elle éprouva, le 2 septembre, le commencement d'une diarrhée, survenue à la suite d'un refroidissement et qui se prolongea jusqu'au 8, sans qu'elle ait rien fait pour l'arrêter ; alors des vomissemens survinrent avec des crampes très-aiguës, et le 10 la malade se décida à entrer à l'hôpital. A cette époque, les vomissemens étaient d'un vert noirâtre et d'une fétidité extrême ; les déjections alvines analogues aux matières rendues par le haut. Les crampes dans les bras et dans les jambes persistaient et s'étaient étendues jusque dans l'estomac, le ventre et la colonne vertébrale ; les membres étaient froids ; le pouls extrêmement faible ; la face et la voix cholériques. Elle reçut à son arrivée un bain de cuve très-chaud, des frictions sèches avec des brosses, continuées pendant une demi-heure ; une dose de 18 gouttes du mélange de laudanum et d'éther. Les membres s'étant refroidis de nouveau, les frictions furent répétées une seconde et une troisième fois. Les vomissemens se calmèrent dans la journée, après cinq doses de laudanum et d'éther ; la transpiration commença à s'établir le soir ; les crampes cédèrent le lendemain, mais la diarrhée persista jusqu'au 20, quoique moins fréquente et plus naturelle. La malade était arrivée à ce point de guérison, lorsqu'elle éprouva une légère attaque de paralysie du côté gauche et limitée à la jambe. De vigoureuses frictions sèches sur le trajet du nerf sciatique faites plusieurs fois dans le jour, ont suffi pour rappeler complètement le mouvement , et le 25 elle sortit bien guérie , après 15 jours de séjour.

En résumant ces diverses observations , que j'aurais pù multiplier si c'eût été nécessaire , on peut établir les conséquences suivantes :

1.° Toutes les fois que le malade sera secouru dans le début du choléra , il offrira toujours beaucoup de chances de guérison.

2.° Toutes les fois que la transpiration pourra être établie , le malade sera sauvé , si pourtant il n'y a pas en même temps de symptômes congestifs vers le cerveau ou les poumons.

3.° Lorsque le malade est arrivé à la convalescence , être extrêmement sévère sur la diète , car toutes les rechutes reconnaissent pour cause une infraction de régime.

4.° Lorsque le choléra existe , pendant toute sa durée , ne pas négliger la moindre indisposition. Au plus petit dérangement de santé , se soigner avec autant de sévérité que pour une maladie grave , car le choléra peut en être la suite.

Afin d'être précis et clair , je terminerai par les indications suivantes :

I.

Le choléra est une maladie absolument épidémique.

II.

Le choléra est une maladie non-contagieuse.

III.

Le danger de contact n'existe ni médiatement ni immédiatement , sous aucun rapport ni dans aucun cas.

VI.

Le choléra ne peut reconnaître pour cause , ni des effluves marécageuses produites par la décomposition des miasmes résultant de la putréfaction de matières animales.

V.

On ne peut pas admettre non plus qu'il se propage par les émanations des malades.

VI.

L'atmosphère seule , par des modifications survenues dans ses qualités physiques , et , *selon mon opinion* , par *l'augmentation de son état électrique* , doit être regardé comme le véhicule du principe même du choléra.

VII.

L'invasion et le développement du choléra n'ont jamais lieu sans cause connue ; au contraire la manifestation des symptômes est toujours subordonnée à certaines circonstances éventuelles qui , isolées ou réunies , constituent *les causes prédisposantes du choléra.*

VIII.

Ces causes prédisposantes du choléra sont : *Les excès , l'ivrognerie* et *la débauche ; les passions vives et les affections morales profondes : la colère , la douleur , l'abattement moral , la faiblesse , la peur , la misère , les privations , la fatigue , l'exposition au froid et à l'humidité ; enfin un état morbide préalable.*

IX.

On peut éviter ces causes prédisposantes, les unes, en se corrigeant des défauts dont elles sont le résultat ; les autres par l'intervention philantropique du gouvernement et la bienfaisance du riche.

X.

Pour se préserver des unes et des autres, avoir : *Des vêtemens chauds, des alimens sains, des habitations salubres, sobriété, propreté, calme de l'esprit, empire de la raison sur la peur et sur la faiblesse, résignation.*

XI.

Lorsque les causes prédisposantes existent, le choléra se déclare et ses symptômes apparaissent et se succèdent avec la rapidité et la violence qui leur sont connues.

XII.

L'invasion du choléra est toujours précédée par un malaise général (voyez chap. 6, pages 21 et suiv.), qu'il faut combattre par l'excitation à la transpiration.

XIII.

Si les premiers symptômes du choléra se manifestent, appeler un médecin, *sur le champ*, ou se faire transporter à l'hôpital. A défaut de ces deux moyens, faire des frictions sèches, vigoureuses et long-temps continuées, à l'aide de brosses dures, comme il a été dit ; s'appliquer des morceaux de flanelle ou d'autre tissu de laine, bien chauds sur l'estomac et les renouveller souvent.

XIV.

Si aux premiers symptômes succèdent les vomissemens, la diarrhée, les crampes, etc., toujours à défaut de médecin ou d'hôpital, recourir au mélange de laudanum et d'éther, et s'en servir de la manière indiquée; toujours faire des frictions, et appliquer des morceaux de flanelle sur l'estomac.

Puis enfin, si des symptômes d'inflammation se manifestent dans le cerveau, saigner au bras, appliquer des sangsues aux tempes, des emplâtres de pommade de Gondret à la partie interne des cuisses, des sinapismes aux pieds et de la glace sur la tête.

XV.

Dans tout le cours de la maladie, depuis le plus faible symptôme jusqu'au plus grave, observer la diète la plus absolue, car on ne peut pas assez le répéter, le moindre aliment peut causer la mort.

FIN.